AF464324

d 57/116

RECHERCHES

GÉOLOGIQUES ET PHILOSOPHIQUES

SUR

LE REFROIDISSEMENT ANIMAL

IMPROPREMENT APPELÉ

CHOLÉRA-MORBUS.

PARIS. IMPRIMERIE DE LEBÈGUE,
Rue des Noyers, n. 8.

Recherches

GÉOLOGIQUES ET PHILOSOPHIQUES

SUR

LE REFROIDISSEMENT ANIMAL

IMPROPREMENT APPELÉ

CHOLÉRA-MORBUS,

SA CAUSE ESSENTIELLE,

SES EFFETS,

SON TRAITEMENT;

Par le Docteur **R. F. MÉRAY.**

Semper rerum causas.

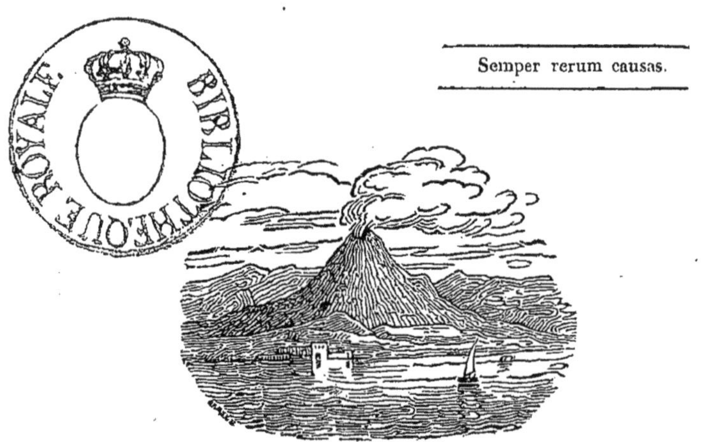
BIBLIOTHEQUE ROYALE

A PARIS,

CHEZ LEBÈGUE, IMPRIMEUR-LIBRAIRE,

RUE DES NOYERS, N° 8,

ET DANS LES LIBRAIRIES MÉDICALES.

1833.

PRÉFACE.

Où la science est en défaut, doivent se placer les hypothèses, les systèmes de tout genre, me suis-je dit en commençant, dans ce Mémoire, le développement des idées qui long-temps ont préoccupé ma conviction sur la nature de l'épidémie dont les pas font encore trembler l'Europe. Etre insaisissable, véritable Protée, son principe se soustrait aux recherches les plus savantes; son mode d'action met en défaut les prévisions les plus vraisemblables. En vain les élémens, soupçonnés d'en être le véhicule, ont été interrogés par l'analyse chimique: ils n'ont rien témoigné qui puisse justifier ce doute, et décéler sa présence. En vain quelques esprits plus hardis, plus clairvoyans, argumentant de sa divisibilité, ont recherché ce principe dans la perversion, la raréfaction d'un des fluides impondérables, de l'électricité, par exemple ; ceux-ci, je pense, tout en s'approchant davantage de la vérité, ont dépassé le véritable but où elle se cache ; aussi leurs conjectures n'ont-elles pu répondre aux explications, ni soutenir la première analyse. Il fallait donc sortir des routes vulgaires, franchir le cercle alors trop rétréci de nos investigations habituelles, pour atteindre cette essence de destruction, dont l'effet se trouve partout, et la cause nulle part.

D'où peuvent donc dériver tant d'incertitude, tant de faillibilité dans nos recherches? Évidemment de l'ignorance complète où nous vivons encore de la connaissance des fonctions, des phénomènes et des dérangemens qui se passent dans la profondeur de notre planète, de qui tous les êtres végétaux ou animaux ont reçu la vie, et dont tous ils attendent un jour la mort. Il semble que l'homme arrivant à la surface de la terre, ait d'abord élevé ses regards vers les objets merveilleux qui excitaient le plus son admiration et sa reconnaissance; aussi l'observation des corps lumineux, des astres qui l'éclairent et contribuent à le réchauffer, l'étude de leurs mouvemens, de leur marche, de leurs phases, ont-elles été le premier but de son application, de ses réflexions, et servi de base à toutes les autres découvertes.

Négligeant ainsi l'examen de ce qui se passait plus près d'elle, sous ses pieds, notre espèce a vieilli dans un long et impardonnable oubli de l'étude de notre globe, cet astre au milieu des astres dont les merveilles souterraines se rattachent de bien plus près à son existence et à sa conservation. Aussi son imagination faussement spéculative l'a-t-elle entraînée dans le tourbillon des superstitions les plus grotesques et des erreurs les plus absurdes, déviant de la seule route qui mène au vrai.

Mais les sciences naturelles ont paru et ont commencé la réforme qui concourt à redresser nos croyances erronées, et à rectifier nos déviations : à mesure qu'elles fleurissent et qu'elles s'introduisent dans les institutions humaines, les spéculations fausses, les illusions superstitieuses s'anéantissent, d'autant moins respectées par les hommes, qu'elles en sont plus connues. La nécessité d'abord, la cupidité ensuite, et enfin le désir de savoir nous ont portés à fouiller les couches de la terre, à lui demander son fer, son or, et, ce qui est bien plus précieux que lui, le compte de tout ce qui s'est passé à sa surface, depuis le jour où elle est tombée de la main du Tout-Puissant; et la terre, après avoir tout donné, commence à tout dire :

Et terra enarrat........

Aussi, grâce à ces sciences, et à la géologie surtout, pouvons-nous maintenant discourir avec quelque chance de probabilité, je dirai même de justesse et de certitude, sur les grandes commotions, sur les effrayans cataclismes qui ont bouleversé les enveloppes du globe, et sur l'apparition primitive et successive des êtres organisés à sa surface. Poursuivant ainsi leur brillante carrière, elles nous livreront sans doute un jour les secrets des mystères sur lesquels l'ignorance n'a osé jusqu'ici porter la main; oui, un jour elles nous révèleront la cause première et le mode de formation de tout ce qui vit, vérité que notre ardente sagacité entrevoit déjà comme une abstraction, comme un être de raison. Alors se dissiperont ces ténèbres qui nous cachent encore tant de vérités, digne asile du mensonge et de l'hypocrisie des superstitions religieuses.

Généralement nous ne remontons pas assez aux causes directes des maladies : il s'en fait des descriptions brillantes d'observation et de perspicacité : on se livre à des recherches savantes d'anatomie pathologique ; mais le principe essentiel, on le recherche peu : aussi quelle hésitation, quel vague dans les traitemens appliqués ! Comment en effet, sans la connaissance intime des causes, arriver à celle des effets, et conséquemment à celle des moyens de guérir ? On en approche cependant au moyen de tâtonnemens longs et successifs, guidé par l'instinct médical, ou par le hasard qui découvre tant de choses ; mais ne serait-il pas admirable pour l'intelligence humaine d'y être amené par une appréciation judicieuse, profonde des causes et des principes de tout ! Il semble que l'esprit redoute la fatigue de ces recherches, manque d'une patience de pensée suffisante pour s'adonner à cette investigation primitive, et la poursuivre avec opiniâtreté. Nous imitons trop souvent ce rustre de la fable, qui, arrêté dans sa course par un fleuve, attendait sur la rive que ses eaux se fussent écoulées pour le traverser ; ayons plutôt la persévérance et le courage de chercher à le franchir : il est plus honorable de succomber dans cette tentative, que de languir sur ses bords.

Je me suis proposé, dans ce modeste écrit, d'exposer la cause présumable du fléau qui vient de peser sur l'espèce humaine entière ; tout me porte à croire que s'il ne renferme pas la vérité, du moins il met au grand jour la seule source dans laquelle on puisse espérer de la saisir. Sans préjuger de l'excellence de cette théorie, je ne crains pas d'avancer, au risque d'être inculpé de présomption, qu'il ne s'en présentera aucune qui réponde plus complétement aux exigences des explications, et dont tous les points s'engrènent mieux avec toutes les bizarreries et les irrégularités du fléau épidémique. Puisse donc cet Opuscule ne pas être tout-à-fait inutile à la science qui veille au bien-être de l'humanité!

RECHERCHES

GÉOLOGIQUES ET PHILOSOPHIQUES

SUR LE REFROIDISSEMENT ANIMAL

IMPROPREMENT

APPELÉ CHOLÉRA-MORBUS.

CHAPITRE Ier.

La Maladie épidémique que nous nommons Choléra-Morbus Asiatique, est un Refroidissement, et non une Maladie bilieuse, comme l'indique son nom.

QUAND on arrive auprès d'un cholérique, le phénomène morbide qui frappe le plus est ce refroidissement glacial qui a envahi les extrémités, toute l'étendue de la peau, et même les membranes muqueuses qui communiquent directement avec elle, ce dont on peut se convaincre en palpant la langue et en portant l'index dans le vagin. Ce froid cède quelquefois chez les malades, quoiqu'ils deviennent victimes du fléau; mais il cède à l'accumulation du calorique dégagé par le grand nombre de corps chauds placés autour d'eux, absolument comme cède le froid d'un marbre ou d'un cadavre qu'on chercherait à échauffer; car la face qui est en contact avec l'air reste constamment froide, bien que couverte quelquefois d'une sueur visqueuse, pas même tiède.

Cette réfrigération est annoncée constamment avant l'invasion de la maladie. Tous les cholériques que j'ai été appelé à soigner m'ont assuré avoir éprouvé, quelques jours, quelques heures ou quelques instans avant que d'être frappés, des frissons vagues par toute la peau, surtout dans le dos, une sensation particulière de froid semblable à celle qui résulte de l'application d'un liquide glacé sur la peau des extrémités inférieures et supérieures, sensation le plus souvent passagère.

Si d'un autre côté on examine les déjections de ces malheureux, on est surpris de n'y rencontrer qu'une matière floconneuse, d'un gris blanchâtre, sans un seul atôme de fluide bilieux; matière toute semblable, comme on l'a très-bien observé, à de la décoction de riz ou de gruau. Les vomissemens ne rejettent que les boissons prises par les malades, mêlées à quelques mucosités glaireuses, rarement colorées en vert.

Pour l'observateur témoin de tout ce qui se passe, une réflexion se présente bien naturellement; c'est que la dénomination accordée à cette maladie en donne tout-à-fait une idée fausse, peu convenable à sa nature et à la saine étiologie. Il semble en effet, ici, qu'il s'agisse plutôt d'une question de déplacement de chaleur, de rupture d'équilibre dans la température de nos différens organes, que de flux bilieux, puisqu'on ne trouve que très-peu, ou pas de bile, quand le nom de Choléra-Morbus en indique beaucoup.

Ce qui peut donner quelque vraisemblance de justesse à cette réflexion, c'est la préexistence constante du refroidissement dont tous les autres accidens et la mort peuvent être les conséquences; car ce phénomène est immanquable, permanent, tandis que ceux sur qui on a jusqu'ici dirigé toute l'attention, manquent toujours dans un cas véritable de l'épidémie qui a ravagé la France, sous le nom de Choléra-Morbus.

Ce refroidissement ne dépend pas, comme la congélation de nos tissus, d'une soustraction brusque du calorique, dont le résultat est la gangrène de ces mêmes tissus; il ne ressemble que par ses effets de concentration à celui qui atteint un corps humain en transpiration, qui répercute cette transpiration, et détermine une congestion sanguine vers les organes thorachiques, comme dans la pleurésie, la pneumonie, etc. Il est tout autre, son principe latent se soustrait à nos sens, et n'est appréciable que par ses effets. Il semble s'insinuer lentement dans notre organisation, l'imprégner, y subir une sorte d'incubation qui souvent dure plusieurs mois, comme paraissent nous l'indiquer les cas de *Choléra* observés seulement dans les cités populeuses, plusieurs mois avant qu'il n'y sévisse. Toutes les constitutions sont alors travaillées plus ou moins faiblement, il est vrai, selon la capacité de chacune pour le fléau, par sa cause première, et par quelques-uns de ses symptômes précurseurs. C'est ce que peut tendre à prouver le genre des affections qui précèdent de quelques mois l'apparition du *Choléra*, et qui consistent toutes en diarrhées et phlegmasies des viscères de l'abdomen.

La cause essentielle de l'épidémie qui dévaste notre globe est donc pour moi un refroidissement des corps animés qui vivent à sa surface, produit par la concentration lente, graduée de notre calorique, action répétée dans notre économie animale, et émanant d'une source éloignée, obscure, sur laquelle je vais chercher à jeter quelque jour.

Dominé par ces idées étiologiques, j'en ai fait l'application à tout ce qui se rattache à l'épidémie, et j'en ai obtenu des résultats heureux. La nature de l'affection que je vais présenter selon cette théorie, le choix de quelques moyens préservatifs (1), celui des agens thérapeutiques, qui ont obtenu du succès, arraché quelques victimes à la mort, tout me confirme dans la persuasion que la cause première du *Choléra* est une réfrigération, soumise à de certaines lois, des êtres qu'il attaque, ayant pour effet immédiat la concentration des fluides vitaux vers les organes internes, et pour résultat constant l'inflammation violente de ces organes. Je vais essayer de développer cette série de faits.

(1) On se rappelle que les premiers moyens préservatifs qu'ait indiqués l'instinct médical, les seuls qui aient survécu, furent dirigés contre le refroidissement; ainsi on s'entoura de flanelle et de vêtemens chauds.

CHAPITRE II.

Où siège le Refroidissement primitif.

Les géologues présument ou savent, suivant leur aptitude au doute, qu'il existe une chaleur propre au globe terrestre, provenant d'une source intérieure de calorique, et étrangère à l'action du soleil : on se convainct facilement de cette vérité en descendant à de grandes profondeurs dans les entrailles de la terre. Alors cette chaleur s'élève constamment à mesure que le thermomètre descend plus profondément. Cette élévation progressive indique, pour le centre du globe, une température de 3,500 degrés du pyromètre de Wedgwood, et de 100 de ces degrés pour moins de 100,000 mètres de profondeur.

Du reste, M. Cordier, qui s'est livré à des recherches importantes sur la chaleur du globe, a remarqué que la différence d'accroissement qui se trouve dans certaines localités, surpasse le double de ce qu'elle est dans d'autres; phénomène que je prie de noter soigneusement. Selon les observations faites par ce savant à l'observatoire de Paris, l'expression numérique de la loi de cet accroissement serait de 51 pieds de profondeur pour chaque degré d'élévation dans la température souterraine, d'où il résulte que celle de l'eau bouillante doit être sous cette ville à une distance de 8,212 pieds, ou environ une demi-lieue.

Cette vaste fournaise a-t-elle toujours ainsi occupé le centre de notre globe? Ce n'est pas vraisemblable; car en parcourant sa surface, en fouillant ses parois, on rencontre un grand nombre de volcans éteints, de roches granitiques, crystallines, autrefois en fusion, et témoignant maintenant de l'existence primitive du feu à l'extérieur, dont il tend à s'éloigner par la concentration, mais à qui il fournit encore une chaleur nécessaire à son existence. Cette chaleur tend sans cesse à diminuer en raison directe de l'éloignement du foyer produit par un principe d'extinction, de réfrigération, que nous ne trouvons que dans l'eau; car notre globe ne pourrait pas se *décaloriser* par la perte seule du calorique que lui enlèvent les corps qui végètent à sa surface. Cette soustraction manifeste, surtout pendant la nuit, n'est pas en proportion de la puissance de dégagement d'une fournaise aussi étendue. Il faut donc que ce soit l'eau qui la circonvienne, l'envahisse à chaque instant, par l'imbibition successive plus ou moins rapide, selon les accidens de l'opération, des couches au-dessous desquelles la matière ignée est située.

Comment méconnaître dans la nature cette tendance à la réfrigération de notre planète, dont la surface semble avoir eu autrefois le plus grand rapport avec la zône torride, puisqu'elle était habitée par les mêmes animaux, et ombragée par les mêmes végétaux, lorsque l'homme se montra au milieu d'eux! Ceux mêmes qui nous restent ont éprouvé un décroissement remarquable dans leurs dimensions, que des naturalistes célèbres n'hésitent pas à attribuer aux progrès du refroidissement de notre globe. Ne trouve-t-on pas journellement dans les houillères des empreintes de végétaux, qui ne vivent plus sous nos zônes tempérées, trop refroidies pour leur organisation? Dans une de ces houillères, du nord de la France, on a découvert plusieurs pieds de cafier dont les empreintes étaient parfaitement reconnaissables. L'envahissement par les neiges des sommets où autrefois existaient une grande quantité de végétaux, comme on l'observe sur les plus hautes montagnes du pays de Galles et de l'Écosse, le refroidissement des pôles, tout ne concourt-il pas à sanctionner cette vérite?

Recherchons maintenant comment peut s'être opéré ce refroidissement. Ce qui vient d'être dit donne à penser que deux principes ennemis luttent continuellement ensemble dans la nature; que l'un, toujours vainqueur, poursuit sans relâche son antagoniste, se trouve partout, et surtout où il est, partout le terrasse et l'enchaîne; que l'autre, sans cesse vaincu, repoussé, cède à son ennemi l'espace qui vient alors ajouter à l'épaisseur de sa prison. Ces deux principes si hostiles sont les élémens primitifs, l'eau et le feu.

Il résulte de l'inégalité de cette lutte un refroidissement lent, successif, paisible, comme nous l'avons vu, puisqu'il n'est appréciable qu'après un laps de temps multi-séculaire, son commencement pouvant remonter à 4 ou 5,000 siècles. Ce phénomène, qui procède ainsi, sans secousses, ne peut-il pas avoir éprouvé quelque perturbation dans son mode d'action toute moléculaire, tendant à rendre cette action plus précipitée? Ainsi ne peut-on pas raisonnablement supposer que l'infiltration graduelle de l'eau qui envahit et rétrécit à chaque moment l'espace occupé par le foyer vital, soit tout-à-coup devenue plus rapide, qu'elle se soit changée en une irruption immense, en un large épanchement sur la masse en ignition, d'où il serait résulté une extinction subite d'une couche épaisse de ces matières embrasées? Que tout cela se soit opéré au moyen de quelques crevasses, de quelques déchiremens souterrains qui auraient donné issue au liquide épanché, fourni alors par quelque vaste bassin? La possibilité de cette catastrophe n'est désavouée ni par le bon sens, ni par nos connaissances géologiques; ainsi je l'admets, je tâcherai d'en faire une probabilité.

Que résultera-t-il de cette invasion soudaine du liquide sur le feu? Une concentration brusque de ce dernier élément, d'où, soustraction instantanée de calorique, abaissement énorme de température dans les parties envahies; il se passe alors un mouvement intestin, profond, d'absorption interstitielle de la chaleur et de l'électricité que nous envoie la terre, rappel de ces fluides à son centre, mouvement qui s'étend de proche en proche jusqu'à sa surface, est transmis à ses habitans, sur qui des phénomènes tout-à-fait analogues ont lieu.

Notre globe aurait donc éprouvé une vaste commotion dans son organisation, dans sa manière d'être et dans celle de n'être plus; car la vie n'y sera plus, quand le principe en sera éteint. Tous les corps animés auraient participé à ce grand frisson de notre mère, qui se serait calqué dans leur organisation, signalé par des symptômes différens, relatifs au degré de leur sensibilité et de leur énergie vitale.

Ou bien sans admettre ce trouble soudain dans les fonctions de *décalorisation* de notre globe, ne pourrait-il pas se faire que sa réfrigération, quoique lente, ne nous fût sensible, appréciable, que quand elle est arrivée à un certain degré qui influe sur notre température propre, abaissée en procédant de la circonférence au centre. Dans ce cas, il y aurait identité parfaite entre le mode de destruction par refroidissement du globe et celui de l'homme, produit chez l'un et l'autre par la concentration du calorique, et produisant chez le dernier les désastreux effets du fléau dont nous nous occupons. Dans la première hypothèse, ce fléau nous apparaîtrait toutes les fois qu'un accident de ce genre arrivera à notre source de calorique; dans la seconde, il nous marquerait une période de refroidissement des êtres organisés et de leur mère.

Si l'une ou l'autre de ces conjectures doit s'approcher de la vérité, il faut nécessairement, pour le confirmer, que ces phénomènes prennent naissance vers les lieux où les deux principes de ces désordres ou de ces fonctions abondent et soient plus sensiblement aux prises l'un avec l'autre; ainsi ce combat entre l'eau et le feu doit se livrer là où ces élémens indiquent plus directement leur présence et leur puissance d'action. C'est précisément là que les symptômes de cette perturbation terrestre apparaissent d'abord, pour se répandre ensuite dans les contrées sous lesquelles sans doute l'extinction a lieu : on se le prouve facilement en examinant le point de départ du fléau et son trajet, ce que nous allons faire connaître.

Tout le monde sait en effet que la maladie appelée si gratuitement le Choléra-Morbus, a pris naissance aux îles Bourbon et Maurice en Afrique, sous des zônes très-chaudes, puisque le thermomètre n'y est jamais au-dessous de 14, et dépasse souvent 30 degrés. Ce sont des postes où le feu paraît s'être défendu avec rage, et où il lutte encore avec obstination, mais avec une infériorité dont il nous fournit les terribles preuves. Le sol de ces îles qui semble devoir son origine aux soulèvemens opérés par les feux volcaniques, fournit les témoignages de cette guerre des deux élémens, par les déchiremens considérables qu'on y remarque ; on y rencontre des laves, de la pouzzolane, des basaltes ; en divers endroits les roches calcaires alternent avec les laves compactes ; des volcans éteints s'y trouvent en grand nombre, un seul y est resté en activité, le piton de fournaise à Bourbon, véritable soupape de sûreté qui veille au salut de l'île. C'était donc sous ce ciel brûlant, sur le sol embrasé qui contient avec peine l'élément vaincu et captif, que devait se trouver le berceau de cet horrible fléau. Suivons-le, et voyons les localités qu'il recherche, les contrées qu'il parcourt.

S'élançant de ces îles, il traverse le grand Océan indien, débarque au Bengale, suit très-loin les rives du Gange, la côte orientale du golfe de Bengale dans toute son étendue, ravage l'empire Birman, les bords du golfe de Siam, fait plusieurs pointes vers les îles situées dans la mer de Chine, telles que Bornéo, Java, Timor, les Célèbes, Luçon ; puis, suivant les bords de cette mer, il dévaste Tonkin, Canton, s'étend jusqu'à Pékin, où il s'arrête sans s'éloigner davantage des bords de la mer qu'il favorise de son horrible tendresse. En même temps, la côte occidentale du Bengale, dans toute son étendue, est ravagée: il la suit exactement, en épargnant les provinces situées au milieu de l'Indoustan, passe à Bombay, traverse la partie de l'Océan indien comprise entre cette dernière ville et celles de Mascate, de Mottra, puis le golfe Persique, paraît en Perse, se dirige droit à la mer Caspienne, par Bagdad, Tauris, Tiflis, Astrakan, d'où il fait une pointe vers Moscou et Marom en Russie, qui est le point le plus enfoncé dans les terres, qu'il ait visité, revient en toute hâte sur les bords de la Baltique, à Riga, Dantzig, d'où il se bifurque pour visiter Berlin, Hambourg, d'où en Angleterre, en Amérique, en France.

Sa préférence pour les îles, les côtes, la mer et les eaux de toute espèce qu'il abandonne avec peine pour y revenir au plus vîte, est un effet très-remarquable qui me semble en harmonie avec ma théorie; car ce sont ces terrains entourés ou baignés par la mer qui ont dû les premiers ressentir la secousse du refroidissement, et nous la transmettre.

Que conclure de tous ces phénomènes effrayans de refroidissement et de destruction? Que l'espèce humaine est avertie, par ces commotions éloignées et peut-être périodiques, que c'est à cette cause qu'un jour elle devra sa disparition entière du globe; qu'il est présumable qu'un moment viendra où la terre manquant de son foyer de calorique, n'aura plus pour réchauffer ses habitans que la chaleur alors impuissante du soleil, qui lui-même l'aura défendue contre cet effort d'anéantissement, par l'attraction mutuelle et l'affinité réciproque de leur calorique. Alors ce globe de feu projettera sur notre monde en décrépitude, ses rayons jadis vivifians, mais ils n'y éclaireront que des tombeaux. Tout porte à croire que ce que l'on appelle le Choléra sera la dernière maladie du genre humain; tout ce qui vit se refroidira, s'éteindra avec le principe de tout; alors pour nous l'éternité du néant.

CHAPITRE III.

Mode de transmission du Refroidissement.

Tous les esprits indépendans, judicieux qui poursuivent la vérité, sans être intimidés ou éblouis par les mensonges merveilleux dont on berce notre crédule enfance, tous ceux qui veulent ardemment l'émancipation de l'intellect humain de ces entraves absurdes apportées aux progrès des sciences et des découvertes, doivent penser que l'homme est enfant de la terre aidée dans son travail par le puissant concours des élémens primitifs, le feu et l'eau; qu'à lui s'est arrêté, épuisé, le mouvement d'impulsion donné à la création des végétaux et des animaux qu'elle nourrit tant dans le sein des mers, qu'à la surface du sol. L'homme est l'extrémité de cette échelle immense qui s'appuie sur le végétal le plus simple pour s'élever jusqu'à lui, et dont tous les échelons sont une conséquence nécessaire les uns des autres. Tous ces êtres reconnaissent donc pour principe et pour entretien essentiels de leur vie, ces deux élémens d'où dérivent la terre et l'air atmosphérique : leur équilibre parfait a tout produit, sa rupture détruira tout; ainsi, enlevez à notre globe son foyer de calorique, tout y périra refroidi; ôtez-en l'eau, et tout y sera bientôt consumé.

Espérons qu'un jour nos connaissances des lois de la nature nous permettront de construire une théorie vraisemblable sur la formation successive des êtres animés, et que nous secouerons cette ignorance sous laquelle se courbe l'esprit humain. Plusieurs naturalistes célèbres, subjugés par cette espérance, vont déjà jusqu'à assigner aux races et aux espèces humaines les différens berceaux qui les ont vues naître.

Éclos sur notre planète, l'homme ne s'est jamais dégagé de la dépendance tutélaire sous laquelle le tenait cette première mère qui l'a créé, plus qu'on ne le pense, à son image, comme je me propose de le démontrer dans un prochain écrit. De nombreuses analogies, des affinités multipliées, des parités surprenantes, et non encore révélées, le rattachent à son berceau, dont il doit subir et partager toutes les vicissitudes et toutes les révolutions. Comment en serait-il autrement? L'insecte parasite ne subit-il pas la destinée du végétal ou de l'animal sur lequel il a reçu l'être, et aux dépens duquel il vit? S'il en fallait quelqu'exemple, je rappellerais à tous ceux qui ont disséqué, quel grand nombre de ces parasites morts on trouve sur le cuir chevelu de certains cadavres apportés dans les amphithéâtres. Ces insectes immondes ont péri, non de faim, mais des suites de l'extinction du foyer de vie dont dépendait la leur. L'homme n'est-il pas le parasite de la terre? Car bien que la nature ait donné à l'espèce humaine, la force procréante du globe étant épuisée, un mode de reproduction différent de celui auquel elle doit son existence, cependant elle a voulu que l'homme demandât toujours à la terre, devenue sa nourrice, la chaleur et les alimens nécessaires à son entretien; d'où cette dépendance intime, cette subordination réelle, en tout point semblables à celles qui lient si étroitement l'enfant au sein qui le nourrit. Les médecins connaissent cette relation immédiate et directe qui existe entre la santé de la mère et celle de l'enfant qu'elle allaite : des faits nombreux le prouvent; s'il le fallait, je citerais le suivant, qui m'a paru très-concluant.

Madame Mau...., épouse d'un avocat demeurant en 1827 rue du Bouloy, n° 19, nouvellement accouchée, d'une constitution forte, allaitait depuis quinze jours son enfant et un jeune chien, destiné à soulager le sein d'une lactation trop abondante. Une scène violente, suivie de voies de fait, se passe subitement un jour près d'elle, entre deux personnes qu'elle affectionnait; aussitôt cette émotion pénible la jette dans une crise nerveuse terrible, accompagnée de convulsions, de délire. Appelé à l'instant, je calme les accidens, et bientôt la malade ne conserve plus que le souvenir douloureux de ce qu'elle a vu, et un brisement général des membres. Je lui interdis l'allaitement pendant au moins vingt-quatre heures, et je l'engage à faire vider les seins par le nourrisson parasite. L'animal, qui s'était bien porté depuis son nouveau genre de vie, tette pendant le temps ordinaire; mais une heure s'était à peine écoulée, qu'il pousse des cris plaintifs, est affecté d'un froid, d'un tremblement général, et expire après quelques heures de souffrance. Un second jeune chien tette le soir, et subit le même sort, avec les mêmes symptômes; enfin, le lendemain, le jeune enfant est mis au sein, le prend sans excès, et après quelques heures, est atteint d'accidens convulsifs, de refroidissement, qui l'ont mis à deux doigts de sa perte. N'est-ce pas là une répétition exacte, dans l'économie de ces trois sujets, de la perturbation qui a frappé l'organisation de leur nourrice, et transmise par la voie de nutrition?

Cette intimité entre la terre et l'homme, entre la mère et son enfant, ne peut-elle pas nous expliquer d'une manière satisfaisante le mode de transmission à nos corps de ce refroidissement, principe morbide, qui d'abord a frappé notre vieille nourrice?

CHAPITRE IV.

Effets du Refroidissement sur les Corps.

Tous les corps solides chauds qui se refroidissent sont soumis aux mêmes lois : ils se *décalorisent* de la circonférence au centre ; leurs couches extérieures se couvrent d'oxides, de cendres, selon leur nature, et le calorique est refoulé dans leur intérieur par les corps ambians qui, moins chauds, leur enlèvent ce calorique ; c'est à peu près le mode de décalorisation du globe.

Les liquides se refroidissent de bas en haut, en raison de la légèreté du calorique qui tend à s'échapper par les couches supérieures fournissant l'évaporation qui entraîne ce calorique.

Les corps composés de solides et de liquides devront donc participer de l'un et de l'autre de ces modes de réfrigération ; ainsi l'action se passera de la circonférence au centre, et de bas en haut, comme nous l'observons chez tous les animaux, chez l'homme surtout. Les effets de ce phénomène seront conséquemment de concentrer le calorique vers les organes profondément et supérieurement situés. Cet entraînement de la chaleur donnera nécessairement lieu à l'afflux des fluides vitaux qui en sont le véhicule, vers les centres; alors nos tissus superficiels, périphériques, se vident de leurs liquides, qui obéissent à ce mouvement de congestion brusque vers les gros organes et les surfaces membraneuses très-étendues. La somme du calorique, dans la maladie qui nous occupe, n'est pas diminuée; mais son équilibre est rompu: elle n'est plus répartie vers les couches extérieures, et cède violemment à ce mouvement centripète, emportée avec les fluides vers le point devenu le centre de fluxion. Nous voyons que ce phénomène n'est autre chose que la reproduction parfaite de celui qui se passe dans les entrailles du globe, et qui concourt à le refroidir.

La soudaineté de cette perturbation des principes de vitalité frappe l'organisation d'un choc si étonnant dans ses résultats, qu'on n'a pu débrouiller encore comment tout cela se passe, ni suivre les périodes trop rapides de la destruction qui survient: on en a en vain cherché jusqu'ici la cause, et incomplètement trouvé les effets. Nous allons examiner l'action perturbatrice de ces liquides qui se ruent ainsi sur nos organes profonds, qui les encombrent, et bouleversent la tranquillité si nécessaire à leurs fonctions; nous passerons en revue la manière dont ils se comportent vers chacun de ces organes en particulier.

Congestion vers le Cerveau.

La congestion du sang vers cet organe est constante, et indiquée par les céphalalgies intenses, les tournoiemens, la pesanteur de tête dont se plaignent les malades, accidens produits par la compression de l'encéphale et de ses membranes, exercée par la quantité insolite du sang qui y afflue ; cette fluxion amène quelquefois l'apoplexie, comme on l'a observé chez quelques sujets qui ont été foudroyés. A leur agonie, les moribonds présentent tous les signes de cette congestion cérébrale dont on s'assure, après leur mort, par l'injection sanguine considérable que l'on trouve dans le cerveau et les méninges.

Congestion vers les Poumons et le Cœur.

Le poumon ne paraît pas devenir, autant que les autres organes, le but de la fluxion des liquides déplacés, soit parce que ses mouvemens continuels et plus accélérés dans cette scène de désordre aident l'effort de réaction que tous nos tissus doivent tenter avec plus ou moins de succès, soit en raison du moindre degré d'irritabilité de sa surface muqueuse, qui d'ailleurs n'est pas très-étendue. Cette membrane n'est en effet jamais excitée aussi violemment par le contact de l'air atmosphérique que la muqueuse digestive l'est par nos alimens, nos boissons, excitation de tous les instans, qui devient une cause d'appel du fluide sanguin vers les organes de la digestion.

Le cœur, sur-excité d'abord, lutte quelque temps contre ce courant rétrograde; mais il ne tarde pas à être accablé comme les autres organes; aussi son mouvement, bien que tumultueux, désordonné, devient bientôt obscur, languissant, puis disparaît entièrement, se bornant sans doute à pousser misérablement quelques gouttes d'un sang noir et épais dans le poumon, qu'on est étonné de voir fonctionner encore au milieu des autres organes qui paraissent éteints. Les plexus nerveux thorachiques sont vivement irrités, et le siége d'une douleur aiguë.

Congestion vers les Viscères de l'Abdomen.

Les organes sécréteurs que renferme la cavité abdominale, quoique devenus le centre de fluxion des liquides, ce qu'indiquent les points de côté si douloureux pour les malades, siégeant à la région du foie, de la rate, des reins; ces sécréteurs, dis-je, dont l'action paisible est troublée par cette inondation brusque qui distend leur tissu, et comprime leur système nerveux, suspendent soudainement leurs fonctions; alors plus de sécrétion d'urine, plus de formation de bile. Chez de certains malades cependant, sur qui la cause morbide n'agit pas violemment, il y a une congestion beaucoup moins forte vers le foie, qui augmente considérablement sa sécrétion, et donne lieu à une diarrhée bilieuse qu'on a appelée *Cholérine*. Quelquefois il y a vomissement d'une très-grande quantité de bile. Si cet état se prolonge, très-souvent il amène la congestion intestinale et tous ses accidens, que l'on nomme le *Choléra-Morbus*, dénomination bien plus convenable à cette diarrhée et à ces vomissemens bilieux qui constituent la *Cholérine*.

Mais il se passe toute autre chose vers la surface si étendue de la muqueuse digestive. Cette membrane, sur-excitée sans cesse par la présence d'alimens ou de boissons très-chauds, d'une nature irritante, rubéfiante même, comme les boissons alcooliques, vineuses, etc. Cette membrane où, en raison de cette excitation continuelle, se trouve *l'ultimum moriens*, devient le siége d'une température plus élevée que tous les autres tissus, ce qui prédispose à cette concentration de chaleur, et partant à cet appel du sang, d'où une grande facilité de rupture d'équilibre dans notre température, ce qui explique les frissons qui suivent un repas copieux.

Le résultat de la congestion brusque du sang vers cette muqueuse, offre quelques variations chez les malades, mais produit dans tous les cas une inflammation plus ou moins intense, fort bien appréciée et reconnue par le célèbre médecin du Val-de-Grâce. De prime abord, il s'établit à la surface de cette membrane une exhalation excessive, une pluie de mucosités expulsées par le haut et par le bas, le plus souvent par la dernière de ces voies. Les matières fécales et le peu de bile contenues dans les intestins sont d'abord rejetées, puis commence bientôt ce torrent de mucosités que j'ai vu rendre à la quantité énorme de six litres. Les malades souffrent ordinairement peu dans le début de cette diarrhée muqueuse.

Cette secrétion morbide si outrée me semble reconnaître la même cause et le même mode d'action perturbatrice que celle qui s'établit, si abondante, sur la muqueuse pituitaire dans le *coryza* (rhume de cerveau), et qui entraîne souvent une céphalalgie analogue, jusqu'à un certain point, à l'irritatation violente de la moëlle épinière dans le *Choléra*. Dans ces deux cas, il y a également congestion considérable vers une muqueuse, excrétion exagérée d'une mucosité semblable en couleur et en consistance; seulement dans l'un les accidens se passent sur une surface moins étendue, et offrent, par cela même, moins de gravité; la même cause, un refroidissement, mais de nature différente, préside à ces deux affections.

Cette sécrétion se forme avec une rapidité telle, qu'il semble que le sang soit filtré à travers les mailles de la membrane, et qu'il résulte de cette filtration l'extraction complète de la sérosité, des fluides lymphatique et adipeux qu'il contient; car, dans ce désordre, tous les liquides refoulés par l'action réfrigérante sont sans doute confondus, pressés pêle mêle vers le centre de fluxion. Les vaisseaux lymphatiques, les veines obéissant à cet appel, ont transporté rapidement vers ce point tous les liquides qu'ils ont pu absorber; ainsi le sang, la lymphe, le fluide adipeux, tout afflue, et vient alimenter quelques heures cet horrible incendie.

Cette déplétion des tissus, cette absorption si brusque et si complète des fluides organiques, rendent parfaitement compte de la maigreur si remarquable, si instantanée qui survient, de l'enfoncement des orbites et des joues qui en résulte, par la disparition du tissu graisseux.

L'abondance de cette sécrétion filtrée est d'autant plus facile, que l'action de tous les gros sécréteurs étant suspendue, il y a moins de sang dirigé vers eux.

Enfin le flux muqueux s'arrête, quand le sang exténué, dépouillé de sa partie fluide, en est réduit à la fibrine et au principe colorant. A cet état, il prend nécessairement une couleur plus foncée, noirâtre qui explique très-bien celle qui existe à la peau des malades, surtout là où se trouve habituellement une grande quantité de tissu cellulaire graisseux, et de vaisseaux lymphatiques, comme autour de l'orbite, aux joues, dans les aines, à l'intérieur des cuisses, des bras, autour de la poitrine, qui sont les endroits où cette coloration caractéristique a principalement lieu.

C'est surtout à cette période qu'appartiennent les crampes effrayantes sous lesquelles les malheureux se débattent et se tordent en tout sens. Il semble que le sang, à l'état de compacité où il se trouve par la filtration, voulant suivre le courant qui l'entraîne, soit arrêté par cette compacité même, que n'avaient pas les liquides blancs qui ont fourni la sécrétion. Ainsi empêché, le fluide vital ferait effort contre cet obstacle, et par cela même distendrait outre mesure les vaisseaux qui s'opposent à son passage; car s'ils cédaient, il est probable que le sang lui-même s'échapperait par cette voie, et que les malades mourraient exsangues, d'hémorrhagie intestinale. Ces tentatives de dilatation et de résistance, de la part du sang et des vaisseaux, comprimeraient nécessairement les filets nerveux, si déliés, qui se ramifient et s'épanouissent dans l'épaisseur et à la surface de l'intestin, des mésentères, des épiploons, d'où transmission de l'irritation à la moëlle épinière et aux gros nerfs par lesquels elle se termine et à qui elle donne naissance ; alors production des crampes dans les sciatiques, les brachiaux, les intercostaux.

Telles sont les scènes rapides et variées qui se passent dans la profondeur de nos organes, par suite de cette inégalité brusquement amenée dans la répartition des principes vitaux. L'organisation, dans son impuissance de réaction contre un agent aussi délétère, succomberait, dans le plus grand nombre des cas, sans le secours d'un art qui n'a été guidé long-temps que par un instinct particulier, fondé sur des analogies, et qui a souvent dévié dans le choix des moyens préservatifs et curatifs. En effet, ces derniers n'ont eu quelques succès que quand on s'est réduit à combattre les accidens inflammatoires et leurs lésions laissées sur les organes. Espérons que, par des investigations faites en dehors du cercle rétréci où l'on s'est enfermé jusqu'ici, nous parviendrons à connaître la cause première du fléau, et à nous en garantir : puissent mes efforts avancer cette découverte !

CHAPITRE V.

Causes de la maladie appelée Choléra.

Supposant toutes les organisations travaillées par la cause première du fléau, la couvant, s'en saturant, accumulant la masse incendiaire qui attend l'étincelle, je diviserai ces causes en prédisposantes et déterminantes.

Causes prédisposantes.

Ces causes sont une irritation habituelle de la muqueuse digestive, et, conséquemment, élévation de température de cette membrane, entretenue, comme nous l'avons vu, par l'ingestion répétée dans l'estomac des substances alimentaires chaudes ou excitantes ; la mollesse, la flaccidité natives des tissus qui entraînent celles de la fibre intestinale, qui alors s'abandonne plus à la congestion, se laisse pénétrer sans réagir contre l'effort morbide ; l'habitation des localités basses, humides, des bords de la mer, et des fleuves surtout, des rivières et des lacs ; les premiers y prédisposent par leur saturation plus directe du principe délétère dont ils sont plus rapprochés et en quelque sorte le véhicule; les seconds, par la fraîcheur habituelle de l'atmosphère dont sont entourés leurs habitans; l'application permanente sur leur peau de particules aqueuses, froides, tendant à concentrer la chaleur organique. Aussi avons-nous vu la cruelle prédilection du fléau pour les habitans des bords des fleuves ou des rivières, même dans les cités populeuses qu'il ravageait. La frayeur, la pusillanimité, la tristesse y prédisposent par la congestion qu'elles produisent du sang vers le cerveau, le foie, le centre épigastrique, et en favorisant la rupture d'équilibre dans notre température. Les jeunes gens et les adultes y paraissent plus disposés que les enfans et les vieillards, et les femmes plus que les hommes. Parmi ces causes, on doit encore ranger les tempéramens bilieux, la faiblesse de constitution, l'habitation dans les prisons, etc.

Causes déterminantes.

Celles qui paraissent en première ligne, et dont nous avons tous vu de si déplorables exemples, sont les commotions violentes et subites produites par la douleur, une nouvelle pénible. Quelle foule de cas malheureux nous en connaissons tous! Que de mères mortes, en quelques heures, à côté de leur fille à peine refroidie, que de femmes près de leur époux, que de pères près de leur fils! Cette secousse brusque ébranlait facilement l'harmonie des fonctions dans des organisations déjà affaiblies par la frayeur, l'oubli d'elles-mêmes, où étaient toutes les personnes occupées à donner des soins à des malades si chers. La fatigue éprouvée près de ces malades, et qui entraînait l'insomnie, a souvent déterminé la maladie; j'en ai eu un double exemple dans une seule famille. A l'hôtel Voltaire, quai Voltaïre, une demoiselle soigne un de ses parens atteint de refroidissement, passe trois nuits près de son lit, est atteinte du même mal la quatrième nuit, et meurt après douze heures de souffrance. Sa vieille mère, qui avait veillé, et qui s'était fatiguée auprès de sa fille, est frappée le lendemain, et meurt après six heures d'invasion. Le même char emmena ces deux infortunées, dont le parent s'est très-bien rétabli. Dans cette circonstance et dans une foule d'autres de ce genre, cette cause est palpable.

La nuit détermine souvent la maladie, comme on a pu en juger pendant sa durée; mais c'est surtout dans les climats très-chauds où elles sont plus fraîches proportionnellement. Cela s'explique par la disparition de la chaleur solaire; pendant le temps qu'elle dure, nous n'avons de calorique que celui que nous fournit la terre et celui que retiennent dans le jour les corps qui sont à sa surface; aussi la température s'abaisse-t-elle plus au fur et à mesure qu'on s'éloigne davantage du coucher du soleil, comme cela s'observe. La terre envoyant moins de chaleur pendant la nuit, d'après ma théorie qui s'accorde fort bien avec cette cause déterminante, ses habitans sont plus portés à se refroidir, et plus aptes à contracter le fléau. Très-souvent exténués de chaleur, ils se couchent par une température de 18, 20 degrés, tandis que le matin il n'y en aura plus que 5 ou 6, particularité très-remarquable pendant la durée et surtout à la récrudescence de l'épidémie; cette chaleur les force à se découvrir, et le froid du matin survient qui les surprend ainsi à l'improviste, et détermine le refroidissement épidémique.

Les excès de table, de cabaret y donnent lieu d'une manière très-notable. Que d'intempérans endormis dans la délicieuse sécurité de l'ivresse, se sont éveillés dans les tortures du fléau qui alors les épargnait rarement! Les blessures graves, les opérations qui en sont la suite, l'ont très-souvent occasionné. En un mot toutes les causes d'irritation tendant à concentrer nos fluides vitaux, à leur imprimer une secousse brusque qui les déplace ou qui en accélère la circulation, concourent à produire cette affreuse maladie, suivant la capacité de chaque organisation à la contracter.

Pronostic.

La cause la plus capable de rendre ce pronostic très-fâcheux, est le retard dans l'administration des secours. Ainsi je pose en fait que si le médecin pouvait arriver en même temps que la maladie, elle ne serait réellement mortelle que dans très-peu de cas, encore ne serait-ce que chez les sujets à constitution détériorée par l'âge, les infirmités, l'effroi, chez qui la nature ne pourrait pas le moindre effort de réaction contre le mal.

Ce pronostic varie suivant les antécédens des malades, leur âge, leur sexe, la force de leur constitution physique, leur énergie morale, l'intensité de l'invasion de la maladie et la difficulté de la réaction. Si les malades ont subi des inflammations gastro-intestinales répétées, s'ils font un usage habituel ou accidentel de drogues purgatives, ils seront bien plus gravement frappés; dans ces cas-là, il existe un ramollissement de la membrane qui la dispose davantage à cette filtration du sang dont j'ai parlé plus haut, et à la désorganisation. Le premier cholérique que j'ai perdu était un vieillard habitué à l'usage de l'émétique, des purgatifs, qui à la suite d'eau de Sedlitz prise sans mon avis, quelques jours avant l'invasion du fléau, contracta une diarrhée que la mort seule put arrêter. J'ai failli perdre plusieurs jeunes gens qui, pendant l'épidémie, faisaient usage, à mon insçu, de baume de Copahu. L'âge et le sexe ne paraissent pas avoir eu une influence bien marquée sur sa gravité; cependant les jeunes sujets s'en tiraient plus facilement que les vieux. Les habitudes bachiques des hommes, la faiblesse constitutive des femmes, leur frayeur contre-balancent la malignité de la maladie, quant au sexe. Ce qui rend le pronostic moins fâcheux, est l'arrivée, après une heure ou deux d'invasion, de la réaction. On en juge par la transpiration chaude et abondante dont sont couverts les malades. Si en effet on glisse la main dans leur lit, il semble qu'elle soit dans un milieu saturé de vapeurs aqueuses très-chaudes; il y a aussi rémission incomplète, mais tranchée des accidens.

Traitemens préservatif et curatif.

Grâce à l'illustre créateur de la médecine physiologique, notre gloire médicale, dont le génie a pressenti la cause du fléau par l'appréciation exacte de ses effets, nous sommes sortis de ce fatras de pratiques empiriques, de spécifiques de toute espèce, moyens incendiaires préconisés par la cupidité, et accueillis par la frayeur qui croit tout. Nous sommes arrivés, grâce à l'instinct médical, aussi loin qu'il était alors possible dans l'efficacité du traitement; je dirai même que le mode curatif généralement adopté milite fortement en faveur de ma théorie, d'après laquelle on juge facilement quel doit être le but de ces traitemens divisés en préservatif et curatif.

Traitement préservatif.

Il roule sur un seul point : chercher à lutter contre l'effort de *décalorisation* concentrique de notre économie animale ; ainsi, retenir toute la chaleur possible à la peau, aux extrémités, et porter à l'intérieur tout ce qui peut en abaisser la température. Le premier moyen a été conseillé, bien qu'incomplétement, dès le début de la maladie, dans l'emploi des flanelles sur la peau qu'il aurait fallu en couvrir entièrement, tandis que par une fâcheuse compensation, on s'est entièrement fourvoyé dans le choix des autres ; ainsi on conseillait l'usage des boissons très-chaudes, excitantes, d'infusion de menthe, de camomille, de tilleul, etc., tandis qu'il n'eût fallu employer que des boissons sinon glacées, pour toutes les constitutions, du moins froides et rafraîchissantes ; je suis moi-même une preuve de cette vérité. M'étant conformé à cette pratique stimulante dans l'irruption du fléau, je fus sur le point d'en être frappé, tandis qu'à sa recrudescence, préoccupé déjà des idées que je développe ici, je faisais un usage habituel de boissons glacées, déjeûnant le matin avec une limonade à la glace, dînant avec des alimens froids que j'arrosais d'eau glacée, coupée de vin de Bordeaux, à la grande frayeur de mes amis, étonnés de me trouver debout avec un système alimentaire de ce genre, qui convient dans le plus grand nombre des cas. On sent facilement que l'action réfrigérante de ces substances appliquées sur le tissu des organes digestifs, le resserre, le tonifie et rend l'infiltration congestive moins facile. Je ne crains pas d'avancer que si l'on se fût soumis à ce régime préservatif, l'épidémie n'aurait pas fait le quart des victimes qui ont succombé.

Ainsi on peut résumer ce traitement préservatif en conseillant, dans les localités infectées, ou sur le point de l'être, de se couvrir de flanelle de la tête aux pieds ; de pratiquer matin et soir sur toute la peau des frictions avec ce tissu ; de garder, le plus qu'on le peut, le lit ou la chambre chauffée en telle saison que ce soit, le jour comme la nuit, à 13 degrés de température ; de ne sortir que lorsque le soleil fournit une chaleur équivalente à ce degré ; éviter le froid humide du matin, du soir, de la nuit, pendant laquelle on se gardera bien de se découvrir. Se nourrir d'alimens animaux et végétaux légers et sains, tels que ceux conseillés, mais pris à une température peu élevée. Faire usage dans le jour de boissons acidules froides, telles que sirop de groseilles, de vinaigre, limonade, orangeade, eau de Seltz sucrée. Cette eau gazeuse, prise aux repas, facilite la digestion, bien que chez quelques personnes elle donne lieu à de la pesanteur de tête. Les estomacs qui désirent et supportent les boissons glacées peuvent en faire un usage qui ne peut jamais être immodéré, à moins qu'il n'existe à la surface du corps une transpiration abondante, ce qui est connu de temps immémorial.

Si, malgré l'emploi de cette hygiène, on vient à éprouver quelques frissons à la peau, du refroidissement aux extrémités, opiniâtre surtout aux pieds, on doit recouvrir dans plusieurs endroits, tels que les lombes, le dos, la base de la poitrine, la centre épigastrique, les pieds, la flanelle qu'on y porte, d'un tissu imperméable, comme le taffetas gommé, les étoffes préparées avec le caoutchouc, moyen qui empêchant le dégagement du calorique, le réfléchit sur la peau, et y détermine une sueur constante.

Traitement curatif.

Mais tous les moyens préservatifs n'ont pu conjurer le fléau ; son germe s'est développé, et le refroidissement a lieu ; alors deux buts guident le praticien, bien convaincu que de la promptitude des secours dépend le salut du malade ; d'abord lutter avec les moyens les plus puissans contre la congestion intestinale, chercher à faire rétrograder le courant qui s'y établit et qui tue; ensuite favoriser le rappel à la peau et aux extrémités, des fluides qui s'en échappent, par le mouvement que j'ai décrit, et maintenir vers ces parties ceux qui y circulent encore.

Ainsi il arrive brusquement chez un individu bien portant, mais soumis à l'influence épidémique, ou voisin d'un endroit ravagé, de la diarrhée, des borborygmes, quelques frissons, on doit le considérer comme atteint du mal, et le mettre aussitôt à l'usage des boissons glacées, prises en grande quantité, de demi-lavemens de solution froide d'amidon, ou de décoction froide de racine de ratanhia, dont la propriété astringente aide l'action du froid; on remplace les lavemens dès qu'ils sont expulsés. Si l'on manque de solution ou de décoction convenable, on donne simplement de l'eau froide, plutôt que d'attendre et de laisser marcher la maladie. S'il y a douleur intestinale sans élévation du pouls, sans froid violent, quelques gouttes de laudanum seront ajoutées aux lavemens. Pendant ce temps-là on entoure le malade de bandes très-larges, ou d'un sac de taffetas gommé, comme l'a très-judicieusement recommandé un médecin de Paris, dont je citerais le nom, si je me le rappelais; on promène sur la couverture, sous un édredon, une bassinoire pleine de charbons et de cendres embrasés ; on entoure le malade de corps très-chauds, de vases contenant de l'eau bouillante; on couvre le ventre d'un large cataplasme arrosé de plusieurs gros de laudanum. C'est ainsi que l'on doit se comporter avec un malade auprès duquel on arrive au même moment que la maladie, ou chez qui elle ne débute pas avec une très-grande intensité.

Mais la maladie survient avec le cortége de tous les accidens les plus effrayans, ou bien la médication que je viens de proposer a été impuissante pour arrêter sa marche insidieuse; la diarrhée blanche, les vomissemens simultanés n'ont pu être calmés, l'irritation nerveuse est imminente ou déclarée, irradie dans les gros troncs nerveux, et détermine les crampes, alors on doit joindre à ceux-ci d'autres moyens plus actifs et dirigés contre les résultats inflammatoires qu'on ne peut plus empêcher; ainsi de fortes applications de sangsues doivent être faites à l'anus et au creux de l'estomac, une légère saignée du bras ou du pied doit être tentée, autant contre l'inflammation gastro-intestinale, suite de la congestion, que pour rappeler le fluide sanguin à la peau; frictionner les extrémités supérieures et inférieures avec des flanelles très-chaudes imbibées de laudanum chauffé. S'il n'y a pas de crampes, qu'il n'y ait que refroidissement de ces extrémités, on se servira pour ces frictions de préparations rubéfiantes, on entourera les membres de cataplasmes synapisés, de synapismes, etc. Enfin l'invention des praticiens doit multiplier tous les agens de médication capables de rappeler le sang vers la peau, je ne dis pas la chaleur, car quelquefois il y en a beaucoup; mais comme je l'ai avancé plus haut, c'est une chaleur d'emprunt, résultant du dégagement du calorique des corps chauds placés autour des malades.

Enfin la période algide arrive; le fléau a empreint sur la face du moribond son masque effrayant, sur son corps les stygmates livides de la mort; le pouls est insensible, le cerveau inondé s'éteint, tout se refroidit, tout meurt. Que faire? Ouvrir les artères temporales, plonger le malade dans un bain à 40, 50 degrés, l'aiguiser même avec quelques livres de farine de moutarde, appliquer des réfrigérans sur la tête, promener sur la peau du ventre, du centre épigastrique surtout, une emplâtre de pommade ammoniacale de Gondret : telles sont les dernières ressources qui restent au médecin désolé, désespéré de l'impuissance de son art.

Telle est la base de la pratique qui devait nécessairement ressortir de la théorie que j'ai édifiée, sur la cause première et la marche de la maladie qui nous occupe; telle est aussi celle que le bon sens médical a fait adopter. Cet accord de mes idées avec cette prescience de l'art ne peut-il pas, jusqu'à un certain point, faire entrevoir jusqu'où je me suis approché de la vérité? Je livre cette appréciation à la sagacité de mon lecteur, étonné sans doute de l'exposé de cette théorie effrayante de nouveauté. Jusqu'ici nous ne sommes pas descendus si loin chercher les causes de nos maladies, et c'est à tort; ces investigations donneraient lieu à des recherches qui ne sauraient être superflues. En réfléchissant sur l'origine probable de tout ce qui existe, sur la cause qui a fait disparaître ce qui n'existe plus, sur celle qui doit tout finir, puisque tout a commencé, on s'éclairera sur la probabilité de la justesse des opinions que j'avance. Ces idées jetées en avant de la science feront penser, et c'est en y pensant toujours, comme il le disait lui-même, que Newton a découvert son magnifique système de l'univers.

CHAPITRE VI.

Conséquences nombreuses à déduire de cette théorie.

Construisez un système faux quoiqu'ingénieux, il vous donnera l'explication de quelques faits ; mais d'autres en plus grand nombre avec lesquels il se trouvera en opposition, ne tarderont pas à en démontrer toute la nullité. Ce qui me rassure un peu sur la validité, sur le sort de la théorie des grands phénomènes que je viens de développer, c'est que par elle tout s'explique, tout s'enchaîne ; avec elle il semble qu'il n'y ait plus de doute, plus d'obscurité sur la cause essentielle du fléau. Jetons un coup-d'œil rapide sur ses différentes parties, et concluons.

Je signale d'abord comme faussant l'idée qu'il en donne, le nom laissé à la maladie : il n'est en effet nullement en rapport avec l'étiologie et l'exigence étymologique sur laquelle il se base. C'est une affection toute différente du Choléra-Morbus, quant à la nature des déjections, au siége et à la rapidité des accidens ; dans celui-ci il y a réellement, comme le nom l'indique, flux, épanchement, évacuation de bile ; nous avons tous pu facilement l'observer dans nos contrées. Dans l'épidémie, il n'y a de bile rejetée que celle appelée dans le duodenum et les autres portions de l'intestin, pour l'exécution des fonctions digestives. Dans le Choléra sporadique, la sécrétion du foie est centuplée par de l'irritation, mais par une irritation congestive modérée ; dans l'épidémique, cette sécrétion est suspendue, la congestion est si brusque, l'irritation qui en résulte tellement intense, que la fonction est soudainement enrayée. C'est la glande lacrymale excitée par l'influx du cerveau affecté d'une violente douleur morale ; si l'excitation qui en résulte est trop subite, trop vive, elle ne sécrétera pas ; mais modérez cette excitation, que quelques heures écoulées rendent sa cause moins active, la glande fournira des flots de larmes.

Dans l'un et l'autre cas cholériques, il y a un *raptus sanguinis* vers le foie ; mais dans le cas épidémique, ce *raptus* a lieu aussi vers les surfaces intestinales qui l'emportent sur cet organe : aussi est-ce vers elles que se passe l'action sécrétoire qui n'est jamais aussi abondante dans le Choléra-Morbus sporadique. Je conclus de là que l'affection épidémique dont il s'agit, doit avoir une autre dénomination, telle que refroidissement, *Frigoris-Morbus*, pour le désigner avec une seule langue. Ce nom n'est-il pas plus en rapport avec les symptômes toujours précurseurs, toujours concomitans de la sensation de frisson, de froid glacial qu'accusent tous les malades ? Les erreurs, les préjugés viennent d'observations mal faites, de conséquences mal déduites et quelquefois de dénominations mal acquises.

J'ai cherché à démontrer que la cause première de ce refroidissement prenait sa source dans les fonctions souterraines de la planète que nous habitons, qui d'abord a éprouvé cet accident qui s'est reproduit bientôt dans notre organisation. Pour qu'il y ait refroidissement, il faut qu'il y ait avant tout chaleur, que cette chaleur soit sollicitée à un abaissement par un corps qui ait la propriété de refroidir, c'est ce que nous trouvons partout dans la nature. Les observations, les faits géologiques que j'ai rapportés, prouvent, jusqu'à l'évidence, l'existence d'une source particulière de calorique au centre du globe, au-dessous de la croûte terrestre. La chaleur que nous en recevons, quoique moins perceptible, est plus nécessaire à notre existence, que celle que nous envoie le soleil : elle n'est pas la même partout, et diffère d'accroissement suivant les localités, surpassant dans de certaines le double de ce qu'elle est dans d'autres. Cette singularité explique très-bien, à mon avis, la bizarrerie, l'irrégularité de la marche et de la malignité du fléau. On sait que de certaines localités sont dévastées à côté de quelques autres qui n'ont pas ou qui n'ont que très-peu souffert. On doit être porté à croire que les lieux séparés du phénomène de refroidissement par des nappes d'eau étendues, des dépôts calcaires, des roches crystallines compactes, ou par d'autres corps mauvais conducteurs du calorique, perçoivent moins les effets du refroidissement qui se passe au-dessous d'eux.

Ce feu souterrain qui, dans le principe, existait à la surface de notre globe, tend de jour en jour à se concentrer par une action lente, successive mais appréciable, qui se passe dans les couches infimes formant l'enveloppe immédiate de la fournaise terrestre. Il est vraisemblable que la cause de cette extinction est l'eau, seul corps qui ait la propriété d'éteindre un corps embrasé. L'eau et le feu, ces deux élémens si antipathiques paraissent donc s'être disputé primitivement la possession de notre planète, jusqu'à ce qu'enfin le liquide plus abondant ait entouré son ennemi d'un vaste réseau, et l'ait emprisonné, d'où formation d'une croûte soulevée, perforée en plusieurs endroits par les efforts excentriques de réaction du feu. C'est cette croûte qui paraît avoir servi de matrice à la création de tous les êtres végétaux ou animaux. Leurs principes élémentaires ont été long-temps recélés par la mer, dont les eaux chaudes alors jouissaient d'une propriété fécondante bien plus développée. La promiscuité du feu et de l'eau qui résulta de leur modification réciproque, harmonique, produisit sans doute au fond des mers les premiers êtres organisés qui ont dû coûter plus d'effort, plus de travail à la nature que tous les autres, à qui ils servirent d'ovaires, de germes.

C'est en effet dans le sein de la mer qu'on trouve les merveilles les plus étonnantes de la création, ces anneaux intermédiaires, ces transitions douces entre les végétaux et l'animalité, entre les animaux les plus simples et les plus composés; on y rencontre en un mot, les rudimens de l'animalité la plus élevée, les quadrupèdes et les mammifères qui abondent sur notre globe. Tous ces êtres paraissent avoir été greffés les uns sur les autres, toujours améliorés dans leur formation successive par le mouvement impulsif donné alors à la création.

Ainsi des végétaux marins primitifs sont sans doute sortis les zoophytes, qui à leur tour ont produit les poissons les plus simples, mais qui placés dans des conditions favorables de développement, se sont élevés vers la perfection organique.

Les eaux de la mer, tout en poursuivant le feu partout où il faisait irruption, découvraient d'un autre côté des plages étendues qui lui servaient de bassin, et sur lesquelles elles laissaient, en se retirant, des animaux de toute espèce, dont quelques-uns devaient faire leurs efforts pour regagner les eaux où ils étaient nés. De nouveaux moyens de locomotion résultèrent de ces tentatives; car, dans la nature, la nécessité amène toujours un résultat; alors parurent les amphibies, les phoques, les lamantins, les dugongs, les morses, les crocodiles, qui furent sans doute les germes de l'animalité terrestre qui a envahi tout le globe.

Ne peut-il pas se faire en effet, que quelques cadavres de ces amphibies rejetés par la mer sur ses côtes, aient fermenté et soient devenus l'ovaire, fécondé par la chaleur et l'humidité, de tous les animaux qui couvrent maintenant la surface du sol. J'avoue que ce mode de génération, dans un moment où la nature jouissait de propriétés fécondantes spontanées si énergiques, n'exciterait pas plus mon étonnement que celui auquel les espèces animales doivent maintenant leur reproduction. On sait d'ailleurs que de la décomposition fermentative des animaux, résultent d'autres êtres animés, par l'auxiliaire seul du chaud et de l'humide. Je ferai connaître quelques expériences qui me sont propres, sur ce sujet, et qui peuvent jeter quelque jour sur les ténèbres qui entourent encore le berceau de l'animalité.

Il m'est échappé d'avancer que l'homme est, plus qu'on ne le pense, fait à l'image de la terre. Il faudrait manquer de la perspicacité la plus commune, pour nier la conformité intime qui existe entre ces deux organisations. L'examen de leurs élémens constituans, l'inspection de ce qui se passe dans l'une et l'autre dispositions organiques, tout le confirme. Chez l'une et l'autre on trouve la prédomination énorme des liquides sur les solides, le mouvement intérieur perpétuel qui commence avec l'être pour finir avec lui, et qui entretient la circulation active des fluides vitaux; chez l'une et l'autre la duplicité de composition de ces fluides, ainsi l'eau saumâtre, saline, riche en vitalité de la mer, correspondant au sang artériel; l'eau douce, fade des fleuves, des rivières, liquide argileux, vaseux, pauvre de principes vitaux, plus en rapport avec le sang veineux. Cette nécessité de chaleur pour l'entretien de la vie qui souffre ou qui cesse quand la source en est altérée ou éteinte; ces transpirations de la peau analogues aux rosées; cette charpente osseuse en tout semblables aux roches qui forment le squelette de notre planète; tous ces phénomènes dont je ne cite ici que les plus saillans, sont congénères dans l'une et l'autre constitutions. Je dis plus; il n'est pas une de nos fonctions essentielles qui n'ait son type, son principe d'identité dans la conformation intrinsèque de la terre. Partout la vie et la mort s'y signalent par le même mode d'action et le même trouble. Mais le moment n'est pas encore venu de poursuivre cette admirable question, toute vierge encore, et que je défiore avec regret ici, dans l'intérêt de ma théorie.

Il est donc exact de dire que l'animal est fait à l'image de la terre, qu'il est aussi dépendamment son fils que l'enfant l'est de la mère qui l'a conçu et qui l'alimente.

Il n'est dès-lors plus étonnant que l'homme participe à tous les mal-aises de celle dont le sein l'a créé et le nourrit, qu'il subisse toutes ses chances de destruction. En vain m'objecterait-on que les autres animaux paraissent soustraits à cette influence, quoique, comme nous, enfans de la terre. Je répondrai que les animaux n'ont pas, comme nous, porté atteinte à leur organisation par mille excès, par une alimentation nuisible en tout point, comme je l'ai démontré; l'équilibre de leur température n'est pas sans cesse troublé par l'usage de boissons ou d'alimens chauds et stimulans. Cependant leur espèce a éprouvé déjà de grandes vicissitudes, puisque, comme nous l'avons vu, quelques races ont disparu de la surface du globe, qui ne se trouvait plus sans doute dans des conditions de calorification suffisante pour leur existence; ces races ont donc été victimes de la caducité de notre planète. D'autres ont subi les effets du fléau qui s'est appesanti sur nous. N'a-t-on pas vu sur plusieurs points de l'Europe, des gallinacés, des ruminans périr en grand nombre dans les localités refroidies, avec des symptômes différens, il est vrai, mais toujours par la cause de l'épidémie; ces animaux périssaient aussi refroidis. Les végétaux eux-mêmes ne peuvent échapper aux atteintes de cette réfrigération du sol, comme nous l'indique le grand nombre de ceux morts dans le midi de la France, depuis quelques hivers.

Nécessairement tous les êtres vivans, animaux et végétaux cèderont, comme nous, à cette malignité délétère, mais quand elle aura acquis une intensité supérieure à leur tendance vitale. Alors l'espèce humaine qui a paru la dernière sur le globe, en sortira la première, servant de pâture aux carnivores qui resteront à sa surface. Ainsi la période de destruction s'opèrera en raison inverse de la période de formation, commençant par l'extrémité supérieure de l'échelle, descendant ainsi jusqu'au végétal d'organisation rudimentaire; comme si la nature avait en vue de dédommager, par une plus longue existence, les espèces animales des tourmens et des tribulations dont la race humaine les accable, compensation qui s'étendra jusqu'aux végétaux eux-mêmes, comme nous le voyons.

Tout dérive donc de la promiscuité antipathique du feu et de l'eau, modifiée par des lois particulières qui contre-balançaient la puissance de ces élémens dans des proportions indispensables à la grande œuvre de la création; et tout périclite, tout périt quand ces proportions n'y sont plus, quand l'un de ces élémens acquiert une prédominance funeste à l'harmonie, à l'entretien de notre monde : l'élément victorieux contenait donc dans son sein la mort à côté de la vie; après avoir tout créé, il devait tout détruire.

Nous avons observé jusqu'à quel point coïncide l'abondance de l'eau là surtout où se montre le feu; en effet, les volcans s'élèvent presque tous dans des îles, ou sur les bords de la mer, quelques-uns dans les terres, ce qui prouve leur grande ancienneté et leur profondeur; encore nous donnent-ils des preuves que leurs abîmes sont cernés par une immense quantité de liquide. Les volcans de la province de Quito, dans l'Amérique méridionale, vomissent beaucoup de boue, d'argile carburée, d'eau bouillante, et souvent des quantités innombrables de poissons, ce qui indique les efforts mutuels d'extinction et de résistance des deux élémens. Il semble que l'eau poursuive sans relâche sa proie, ne lui laisse ni repos, ni asile, et nous avertisse de son fatal triomphe par l'apparition du fléau qui doit nous dévorer. Aussi il ne ravage encore que les lieux où peut plus facilement se passer le phénomène de refroidissement qui le produit. Sorti d'une île volcanique, il dévaste les bords de la mer dont les eaux l'ont engendré, passe en droite ligne de l'Océan indien à la mer Caspienne, de celle-ci à la Baltique, de la Baltique dans le grand Océan atlantique et dans la Manche, où se jette la Seine qui nous l'a vomi.

On doit conclure de là que les provinces enfoncées dans les terres, de même que celles dont le sol se trouve très-élevé au-dessus du niveau de la mer, seront épargnées par l'épidémie; car l'extinction rapide ou lente du feu souterrain se passe plus directement sous les couches terrestres qui avoisinent les grands bassins, et qui transmettent à leurs habitans les effets destructeurs qui en résultent.

J'ai dit quelque part que ces effets consistaient en une véritable absorption interstitielle, un rappel du calorique et de l'électricité vers le centre de la terre, amenés par la réfrigération des couches centrales imprégnées du liquide réfrigérant. Comment les expliquer autrement? Ceux qui ont étudié, ou seulement observé la constitution atmosphérique, les premiers jours de l'invasion de l'épidémie, doivent se rappeler tout ce qu'elle avait de particulier et de conforme à cette opinion. Il existait alors un brouillard léger, ou plutôt une vapeur qui semblait descendre des couches supérieures de l'atmosphère, et graviter vers le centre du globe; il soufflait un vent du nord constant; la colonne d'air qui pèse sur les corps semblait plus dense, plus lourde; les nuits étaient plus froides proportionnellement à la température qui régnait dans le jour; chacun éprouvait une sensation de mal-être, de pesanteur, de gêne dans la respiration, de propension au froid. Ces remarques météorologiques n'échappaient même pas aux gens du monde; en un mot, tout paraissait annoncer une concentration, une soustraction du calorique, et une tendance de notre atmosphère à la gravitation vers le centre de la terre où se passait le phénomène du refroidissement.

Tout ce qui vient d'être avancé, toutes les observations mentionnées dans les chapitres précédens, prouvent évidemment la réalité de ce grand phénomène de réfrigération de notre planète soumise aux même lois que tous les corps qui se refroidissent, c'est-à-dire, par un abaissement de température procédant de la circonférence au centre. En vain l'existence des volcans dont le feu se dérobe à cette action concentrique, pour surgir au-dessus de la croûte terrestre, témoignerait-elle contre cette régle générale; dans ce cas, comme dans beaucoup d'autres, l'exception vient consolider la règle, car nous voyons ces soupiraux de la fournaise terrestre s'éteindre, s'oblitérer successivement en grand nombre, et il est probable que, dans quelques milliers de siècles, le foyer de ceux qui brûlent encore aujourd'hui sera envahi par l'eau qui les circonvient, et que leur extinction sera signalée par la reproduction du fléau sur les habitans de leur voisinage alors refroidi.

On a vu jusqu'à quel point et de quelle manière ce refroidissement et la concentration du principe vital qui en est la suite, se répètent dans l'économie animale. Je crois avoir démontré que les accidens qui se succèdent dans l'épidémie, sont produits par une congestion sanguine vers tous les organes profonds. Il y a, pour ainsi dire, transport brusque du calorique et des fluides vitaux de la périphérie au centre, non seulement dans l'intérieur des grandes cavités, mais même dans la profondeur des membres; car on trouve le tissu des os rougi et injecté par le sang, lésion pathologique qu'on n'observe dans aucun autre cas morbide, et qui dépend bien évidemment d'une fluxion sanguine vers tous les centres en général, tant vers ceux des cavités splanchniques, que vers ceux des membres.

La *décalorisation* de tous les corps de la nature, de même que celle de l'espèce humaine, n'est donc autre chose qu'une répétition absolument semblable de celle qui se passe au centre de notre planète; c'est une imitation dont le type impulsif prend sa source dans le mode de destruction de cette planète, qui l'a imposé à tous les êtres inertes ou organisés qui se trouvent à sa surface. C'est à un tel point, que si ce mode de réfrigération se fût exercé d'une manière opposée, inverse, du centre à la circonférence, tout se serait détruit d'après ce procédé, par une véritable combustion, plutôt que par un refroidissement. Supposez un instant ce mode de destruction possible, faites diverger l'incendie souterrain, victorieux alors de son ennemi, vers les couches externes du globe, tout change de face; la cause étant retournée, l'effet l'est inévitablement. Il en serait résulté pour l'animalité un fléau tout-à-fait différent, contraire à celui qu'on a appelé *Choléra*. L'épidémie, loin d'être caractérisée par une congestion sanguine vers les organes profonds, aurait déterminé une fluxion excentrique violente à la peau, d'où il serait survenu une phlegmasie cutanée des plus intenses, qui aurait été, selon les individualités, un érysipèle, une scarlatine, une rougeole, une variole, etc., avec toutes les complications qui accompagnent ordinairement ce genre d'affections. Alors la perturbation dans l'équilibre de notre calorique se serait faite du centre à la circonférence; la peau, au lieu de froide, aurait été en feu; au lieu de refluer vers les centres, les fluides vitaux se seraient précipités vers la peau; au lieu d'un amaigrissement rapide, instantané, les malades seraient devenus boursouflés, la peau étant soulevée par l'afflux des humeurs dans le tissu cellulaire graisseux sous-cutané. La couleur noire et livide de la peau aurait été remplacée par une rougeur vive, par des pustules, des phlyctènes, etc.; d'insensible qu'elle était dans l'épidémie, cette membrane aurait acquis une sensibilité excessive; enfin, à la place des crampes horribles et de l'agitation qu'elles produisaient, il n'y aurait plus eu qu'un calme parfait, ou plutôt qu'une prostration complète, comme on l'observe dans les phlegmasies cutanées très-étendues, résultat de ce trouble dans la répartition de nos principes vitaux. Le pouls aurait pris un développement et une fréquence remarquables, loin d'être insensible, obscur comme dans le refroidissement. L'inflammation aurait pu cependant, gagnant de proche en proche et par continuité de tissu, pénétrer sur les muqueuses; mais dans les cas de ce genre, l'incendie cutané aurait envahi la membrane la plus rapprochée, celle qui offre une largeur de surface plus voisine du siége de cette inflammation; aussi est-ce ordinairement sur la muqueuse respiratoire, laryngienne, trachéale ou bronchique qu'existent les complications des phlegmasies cutanées. Ne peut-on pas conclure de là que ces affections inflammatoires sont la contre-partie, les antipodes, pour ainsi dire, du fléau qui parcourt l'Europe; car les praticiens doivent se rappeler combien ce genre d'affections était rare au moment où il dévastait Paris, dans une saison cependant où elles abondent. Tout porterait à croire, d'après ce principe, que les premières maladies qui atteignirent l'espèce humaine, siégèrent surtout à la peau. Aussi la lèpre, l'éléphantiasis des Grecs et des Arabes sont-elles citées dans les traditions les plus anciennes, et leur histoire remonte-t-elle aux temps les plus reculés! Ces observations pratiques ne pourraient-elles pas prêter un nouvel appui à ma théorie? Tout le ferait présumer.

Si quelque fait peut assurer la justesse de l'antithèse morbide que j'établis ici, c'est bien certainement le choix tout opposé des agens thérapeuthiques dans l'une et l'autre affections.

Dans un cas de phlegmasie cutanée, on administre avec succès des boissons d'une température élevée, sans rien appliquer de chaud sur la peau, qui elle-même est brûlante; loin de là, de certains médecins sont allés jusqu'à préconiser l'application des réfrigérans à l'extérieur, dans des épidémies de rougeole. Ce moyen administré à temps et adroitement combiné avec des émissions sanguines destinées à empêcher une congestion trop violente, aurait, je présume, d'excellens résultats en tendant à rétablir l'équilibre dans la circulation des principes vitaux qui, obéissant alors à un effort excentrique, sont congestionnés vers la peau.

Dans le refroidissement, au contraire, où l'incendie est interne, on cherche à l'éteindre par des boissons froides, de la glace en quantité, tandis que d'un autre côté, on excorie, on brûle la peau pour y rappeler ou y maintenir le calorique. On se souvient des observations d'un médecin anglais, qui sont tout-à-fait en rapport avec ce principe pratique. Il assure avoir guéri un grand nombre de malades par l'ingestion et l'injection simultanées dans l'estomac et le rectum, d'une forte quantité d'eau seule très-froide, qu'il prône comme le moyen curatif le plus puissant. On conçoit en effet que cette médication appliquée à temps, puisse suffire par son action réfrigérante, répercussive sur les membranes digestives, pour rétablir l'harmonie des fonctions. J'ai vu beaucoup de malades chez qui s'opérait la réaction obtenue par des moyens analogues, suer à grosses gouttes, tout en avalant de nombreux fragmens de glace, qui alors déplaçaient le calorique affluant vers la muqueuse digestive, pour le repousser vers l'extérieur, déplacement d'où résultait naturellement une transpiration abondante.

L'induction qui suit immédiatement le parallèle de deux affections aussi diamétralement opposées, quant à la cause, au siége et aux accidens produits, parallèle qui se retrouve si juste, quant à la nature et à l'application des moyens curatifs qui triomphent de l'une et de l'autre; cette induction, dis-je, n'est-elle pas toute au profit de ma théorie sur l'épidémie régnante?

En admettant la validité de cette théorie, la question de contagion quelque temps controversée, et non encore parfaitement décidée, en Europe du moins, tombe d'elle-même. Comment en effet supposer la possibilité d'une transmission d'un corps animal à un autre, de sa disposition au refroidissement et de sa capacité pour le calorique terrestre; comment transporter, au moyen de ce corps animal, dans une localité sous laquelle cet accident n'a pas lieu, la concentration du feu souterrain, et l'action réfrigérante toute locale qui émane de ce phénomène? On en conçoit l'impossibilité. L'affection, du reste, se trouve dans des conditions tout-à-fait exclusives de la contagion; car on sait que c'est surtout dans les épidémies de phlegmasies cutanées qu'elle est apparente. Dans ce cas, il y a un dégagement excentrique du principe morbide qui agit sur les individus ambians; dans le refroidissement, le principe léthifère se concentre, bien loin d'être dégagé.

Tout concourt donc à persuader que la cause primordiale du fléau dévastateur réside dans le trouble éprouvé par la source particulière de notre chaleur; car celle qui nous est propre ne relève pas du soleil, qui ne nous réchauffe que quelques instans, mais bien d'une concession faite par le foyer planétaire, qui vivifie encore notre bienveillante aïeule, la terre.

Ce trouble, cet immense frisson qui s'est répété, surtout chez l'espèce humaine, en raison de la prédisposition que j'ai signalée, s'y est multiplié sous plusieurs formes plus ou moins meurtrières. Les médecins, qui étaient à portée d'en juger, par le grand nombre de malades confiés à leurs soins, doivent se rappeler le caractère tout insolite des affections vagues, indéterminées, qui règnaient en même temps que l'épidémie, et qui ont persisté long-temps après elle. Dans ces cas, aucun organe n'offrait de lésions dans son tissu, mais tous dans leurs fonctions. Ainsi les malades se plaignaient, les uns de maux de tête, de battement de cœur, d'étouffement; les autres de coliques passagères, de borborygmes, d'altération, d'inappétence pour les alimens; mais tous accusaient une sensation pénible dans les membres et à la peau, caractérisée par des alternatives très-fatigantes de froid et de chaud, par des transitions brusques d'une chaleur brûlante à un frisson glacial semblable, disaient-ils, au mal-être résultant de l'application d'un liquide glacé sur la peau. J'en ai vu qui, au milieu de sueurs abondantes, se plaignaient hautement de cette horripilation qui les désespérait d'autant plus, qu'on ne savait par quel moyen la combattre. On aurait dit d'une attaque avortée de refroidissement, de *Choléra*. Un malade m'a très-bien dépeint cette pénible situation, en me disant qu'il se passait sur sa peau des éclairs alternatifs de chaleur et de froid.

Je me rappelle, entr'autres, un cas où cet effet était palpable, et dont notre savant et modeste confrère, M. Lagneau, appelé en consultation, peut témoigner; je ne puis résister au désir de le citer. Madame Mor..., propriétaire, demeurant rue de Surêne, n° 10, âgée de 42 ans, d'une constitution assez robuste, grasse, fraîche, est tout à coup prise au milieu de la nuit, pendant l'épidémie, d'un frisson général profond, accompagné de claquement de dents et d'une légère diarrhée. On accumule aussitôt sur elle tous les moyens propres à réchauffer la peau, on combat la diarrhée, et bientôt il s'établit une transpiration abondante qui fait espérer la rémission des accidens. En effet, cette rémission a lieu, la diarrhée cesse, et tout semble devoir bientôt rentrer dans l'ordre normal; mais il en fut bien autrement. Pendant trois mois cette malade, dont la physionomie rebondie et fraîche contrastait si étrangement avec les plaintes, fut tourmentée par ces sensations horripilatoires, par ces vicissitudes instantanées d'abaissement et d'élévation de la température cutanée. Appelé par moi en consultation, M. Lagneau interrogea, avec l'exactitude qui le distingue, l'état de tous les organes, et le cœur seul parut, ainsi qu'à moi, lui présenter quelques traces de sur-excitation; cependant la malade ne s'en apercevait que quand on appelait son attention vers cet organe; tous les autres étaient parfaitement sains, et aucun ne voulait fonctionner, leur essence paraissait atteinte de quelque désordre. Enfin ce ne fut qu'en tenant la malade continuellement entourée de flanelle et de taffetas gommé, que je suis parvenu à rappeler et à retenir à la peau le calorique organique qui tendait sans cesse à s'en échapper par la concentration. C'est ce phénomène morbide qui a produit cette lutte d'action et de réaction du refroidissement et du calorique; dès qu'elle a été terminée, les organes ont recouvré le désir et la liberté d'exercer leurs fonctions.

N'est-ce pas évidemment là, et dans tous les cas de ce genre, une question de déplacement de température, sous l'influence duquel l'organisation entière de la malade a chancelé jusqu'au retour de la répartition normale de cette température ?

Je ne terminerai pas ce mince opuscule sans faire ressortir quelques déductions morales qui découlent des faits que je viens de développer. S'il devient inutile à la science, que du moins il soit profitable à l'humanité, si toutefois elle veut en profiter.

La prédisposition particulière à la maladie que je nomme refroidissement, de l'espèce humaine plutôt que des autres espèces animales, doit nous avertir de la défectuosité et de la nocuité de notre hygiène et de notre régime alimentaire qui, comme nous l'avons vu, ont une action directe sur les organes qui, dans ce cas, sont le siége de cette cruelle affection. Il est en effet probable que sans les conditions nuisibles de notre genre de vie, nos constitutions n'auraient pas ressenti aussitôt un choc si terrible de ce phénomène terrestre ; nous eussions, comme les autres espèces, éprouvé un commencement de diminution plus ou moins lente dans notre température animale, mais sans qu'il en résultât de perturbation marquée dans notre économie, de mortalité dans notre espèce. Cette catastrophe périodique aurait été retardée de plusieurs siècles. Il est probable que l'animalité entière participera à cet abaissement de sa chaleur organique, par une opération lente et dont l'effet ne peut être saisissable qu'après un temps fort long.

Ainsi, d'après l'évidence de leurs fâcheux effets sur l'organisme humain, on devrait renoncer à l'usage des boissons alcooliques, des vins échauffans ou purs, qui flattent le goût au préjudice de l'estomac; diminuer, sinon exclure l'usage immodéré de ces infusions excitantes préconisées par la mode et l'intempérance, telles que celles de thé, de café, boissons stimulantes prises à une température très-élevée, et dont l'application sur la muqueuse digestive tend à y concentrer le fluide sanguin et la chaleur organique. On devrait bannir des tables ces condimens irritans, ces préparations aromatisées qui exagèrent la faim et l'énergie digestive, d'où une chylification outrée, saturée de principes d'irritation, transportés par le torrent circulatoire dans tous nos organes qu'ils disposent à des congestions inflammatoires de tout genre. Néanmoins la malignité la plus apparente agit sans contredit sur l'estomac et les intestins dont les maladies inflammatoires sont si fréquentes, si universelles.

Mais le moyen d'introduire une telle réforme, d'insinuer des habitudes de simplicité et de tempérance chez notre espèce, qui se place toujours en dehors de la nature, à côté de la vérité, au contre-pied du convenable. Qu'on examine en effet la généralité de nos goûts, de nos manies, de nos dépravations; ils se basent tous sur un désir passionné d'excitation, de stimulation de tout genre exercées sur les muqueuses ou les organes des sens : c'est pour nous le seul mobile de toute jouissance, la seule condition de toute volupté. Aussi depuis la découverte diluvienne du vin, jusqu'à celle presque contemporaine du tabac et du café, quelle série d'agens excitans se sont succédés et se découvrent encore chaque jour! Grâce cependant aux progrès de l'esprit humain et de l'observation, on commence à entrevoir cette vérité, car les classes les plus éclairées de la société apportent une amélioration sensible dans leur hygiène; mais la majorité subit encore ce maléfice fondé sur des erreurs et des préjugés que la raison tend à rectifier chaque jour.

Cet entraînement si remarquable de l'homme en santé vers l'amour de l'excitation, tout en faussant le choix des moyens hygiéniques, a dû nécessairement compromettre celui fait par l'homme malade, des agens thérapeutiques, car l'erreur ne marche jamais seule; aussi voyons-nous ce principe erroné servir de base à la médecine ancienne qui, ne trouvant dans toutes les maladies que faiblesse, abattement, tentait, par les stimulans, les toniques de toute espèce, de combattre cet effet, dont elle recherchait à peine la cause. Quel amas inintelligible d'hypothèses, de sophismes que cet empirisme d'autrefois, quel recueil informe de recettes, de formules pharmaceutiques, ayant toutes pour source l'ignorance, et pour but la stimulation, l'irritation même, administrées sous toutes les formes!

Mais des esprits judicieux ont pris la peine d'observer, de remonter aux causes; ils ont porté le flambeau de l'investigation au milieu de ce dédale de systèmes faux, de principes mensongers, de conséquences meurtrières, et bientôt le clair a remplacé l'obscur, le positif a repoussé le doute. Par les efforts de leur génie, tout fait espérer qu'un jour en France, l'art médical, long-temps Paria au milieu des sciences exactes, viendra enfin s'asseoir au même rang qu'elles. On ne retrouve en effet plus guère que chez les étrangers cette absurdité primitive des théories et des pratiques médicales, digne des temps où la science sommeillait dans ses langes immondes. Ainsi sur plusieurs points de l'Europe, fleurissent encore les doctrines stimulante, contre-stimulante, perturbatrice, filles rarement heureuses de l'aveuglement et de l'irréflexion, à qui le fléau épidémique vient donner une rude leçon, un terrible démenti.

FIN.

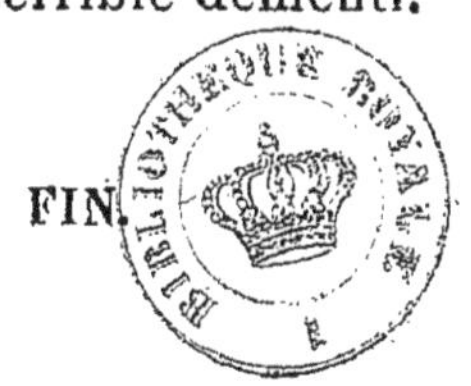

www.ingramcontent.com/pod-product-compliance
Ingram Content Group UK Ltd.
Pitfield, Milton Keynes, MK11 3LW, UK
UKHW031053260726
13965UKWH00006B/1367